Wild Inside

COME ADDORMENTARSI

bit.ly/miglioralatuavita

Copyright 2015

NOTA

L'autore di questo libro non dispensa consigli medici né prescrive l'uso di alcuna tecnica come forma di trattamento per problemi fisici e medici senza il parere di un medico, direttamente o indirettamente. L'intento dell'autore è semplicemente quello di offrire informazioni di natura generale per aiutarti nella tua ricerca del benessere fisico, emotivo e spirituale. Nel caso in cui dovessi usare le informazioni contenute in questo libro per te stesso, che è un tuo diritto, l'autore non si assume alcuna responsabilità delle tue azioni.

Introduzione

Lo scopo di questo ebook è di raccontare come ho risolto il mio personale dramma, della mia infinita lotta contro le insonnie (e lo stress che ne derivava), il mio rapporto problematico e conflittuale col signor Morfeo e il modo col quale ne sono uscito da solo, senza nessun farmaco.

Il libro fornisce i migliori "segreti" che pochi conoscono per prendere sonno rapidamente e dormire un sonno profondo e ristoratore.

L'insonnia è il disturbo legato al sonno più frequentemente riscontrato.
Non molti lo sanno, ma colpisce, seppur in forma occasionale e non preoccupante, la maggior parte della popolazione del mondo occidentale.

La mancanza di sonno ha ripercussioni negative.
Noi tutti meritiamo di dormire tanto e bene.
Non esiste una vita serena senza sonno. L'insonnia va ad agire, negativamente, sulla sfera emotiva, cognitiva e somatica di coloro che ne soffrono.
Meglio non sottovalutare la questione, in quanto un'insonnia prolungata può risultare addirittura invalidante.

Allo stato attuale, il miglior trattamento per l'insonnia è probabilmente rappresentato dalla psicoterapia cognitivo-comportamentale, che aiuta a modificare pensieri e comportamenti disadattivi che innescano e mantengono l'incapacità di addormentarsi.

Se non ritieni che il tuo problema legato al sonno sia così grave da dover rivolgersi a uno specialista, prova a leggere questo manuale di self help.

Come avrai capito da questa introduzione, il mio linguaggio è semplice e colloquiale, niente di complicato.

Superare i tuoi propri problemi di sonno avrà ripercussioni sulla tua qualità di vita, quindi... procediamo!

L'insonnia ha numerose cause. Può essere il risultato di ansia diffusa, di stress prolungato o di un disagio psicologico, ma non sono da escludere anche cause relative all'alimentazione e allo stile di vita.

Per riuscire a prevenire l'insorgere di questo fastidioso disturbo e/o a curarlo definitivamente, possiamo avvalerci di alcuni semplici suggerimenti.

In questo manuale troverai **20 strategie facili** da attuare che renderanno il tuo sonno riposante e profondo.

Discordie con i colleghi?
Litigate con il tuo o la tua partner?
Difficoltà economiche?
Un lavoro che non fa per te e che non ti dà nessuna soddisfazione?

Sono tanti i motivi che ti inchiodano a letto senza prendere sonno...

Si calcola che circa una persona su tre in Occidente soffra di disturbi ricorrenti legati al sonno.

E se alle *pre-occupazioni* (ben diverse dalle "occupazioni"!) aggiungiamo le pessime abitudini di cui la maggior parte di noi è schiava, addio sonno!
"Addio sonno" significa "addio benessere psico-fisico".

Come risolvere il problema?

Come superare stress e ansie per assicurarsi un sonno ristoratore che ci renda attivi e brillanti il giorno seguente?
Come tornare a essere produttivi come 10 anni fa?

Lo scopo principale di questo libro è di farti dormire di più e meglio di notte per essere più sveglio e rilassato di giorno.

Ti capita di non riuscire a prendere sonno?
Ti capita di svegliarti nel cuore della notte e non prendere più sonno?
Ti capita di aprire gli occhi ore prima che la sveglia suoni?

L'insonnia è uno dei disturbi più diffuso a livello mondiale, soprattutto nel mondo industrializzato.

Chi è insonne si sente spesso costretto a ricorrere a

medicinali che risolvono il problema a breve termine, ma rovinano l'esistenza nel lungo termine.

Ne vale la pena?
Nella maggior parte dei casi, direi proprio di no!

Questo libro è rivolto a chiunque soffra di insonnia e voglia ricevere istruzioni e "dritte" in maniera sintetica e funzionale per addormentarsi e dormire bene!

Ma...
Ma quali ne sono le cause di un disturbo del sonno?
Ma come può essere alleviato e risolto il problema dell'insonnia?

Ho trovato una frase molto significativa in un libro che ho letto sull'argomento: "la tua insonnia sta cercando di dirti qualcosa: impara ad ascoltarla!"
Non sai quante notti ho passato a ignorarla, anziché ascoltarla. Poi finalmente ho capito come "trattarla" e come sconfiggerla alla radice!

Si può tornare a dormire come bambini stanchi e felici per svegliarsi riposati e pieni di energie? Assolutamente sì!

Immagino che anche tu sia pieni dei soliti dubbi...
Dormire poco (5-6 ore) o dormire molto (più di 9 ore)?
Pennichella sì o pennichella no?
Cosa fare se non si riesce a prendere sonno?
A che ora andare a dormire?
A che ora è meglio svegliarsi?

Leggendo questo ebook ti accorgerai che certe domande, non dovrebbero neanche porsi...

Ci sono aspetti molto più importanti. Ad esempio una corretta alimentazione, l'eventuale assunzione di particolari tisane, la riorganizzazione della giornata in base ai nostri bio-ritmi... dobbiamo ritrovare un equilibrio tra mente e corpo, una sintonia all'interno di noi stessi.

Sei milioni di italiani non dormono o faticano a dormire. Non sei l'unico. Adesso dedica un po' di tempo a te stesso e alla tua salute: leggi questo ebook.

Stai per scoprire una strategia collaudata su come combattere l'insonnia e sconfiggere una volta per tutte i disturbi legati al sonno.
Come funziona?
È più semplice di quanto pensi: si tratta di interiorizzare delle abitudini specifiche.

Non invidierai più quelli che dormono appena si mettono a letto!
Non ti ritroverai più immobile nel letto con la luce spenta e gli occhi aperti cercando un modo per addormentarti!
Non sarai più stressato dai pensieri mentre attendi invano di addormentarti!

Applicando queste 20 semplici accortezze, troverai la serenità che cerchi.

Non ti sveglierai più la mattina più stanco di quando eri andato a dormire la sera prima: basta sonnolenze e abbiocchi durante tutta la giornata.

D'ora in poi ti sentirai riposato al mattino e per il resto della giornata.

I consigli e i rimedi naturali per prevenire, curare e sconfiggere l'insonnia?
Li trovi in questo breve ebook!
Non amo perdere tempo (tanto meno farlo perdere a te!), quindi andrò dritto al sodo: questo libro può essere letto in poco più di un'ora e messo in pratica in meno di un mese.
Diamoci da fare!

Abitudini per prendere sonno e dormire bene

Per poter affrontare al meglio le tue giornate e tutti i diversi impegni che vanno ad arricchirle, è necessario essere carichi e pieni di energia.

Uno dei segreti per avere la giusta forza è rappresentato dal **sonno**: dormire le ore giuste e avere un sonno di qualità permette di ridurre gran parte dei malesseri che quotidianamente ti affliggono e ritrovare l'energia adeguata.

Nel corso degli anni, sono stati svolti studi di ogni genere sul sonno e, per poter rimediare alle problematiche legate ad esso, sono state usate tecniche non sempre condivisibili.

Tra i "rimedi" usati si annoverano anche le droghe, che se in qualche caso potevano conciliare il sonno, in altri determinavano non trascurabili effetti collaterali. Più diffuse invece sono state le metodologie di tipo psicologico, capaci di condizionare i meccanismi cognitivi e stimolare il cervello ad "addormentarsi".

Il fatto che questa materia sia stato spesso oggetto di attenzione, anche di importanti psichiatri, ti fa capire che i disturbi del sonno sono sempre esistiti e non sono certo figli della società contemporanea, anche se essa ha contribuito ad intensificarli e a diffonderli.

Ormai è cosa risaputa che le giornate di ognuno di noi

siano frenetiche e ricche di fonti di stress; il lavoro, i problemi in famiglia e ansie di ogni genere possono influenzare negativamente la qualità della tua vita e mettere a repentaglio il tuo equilibrio psico-fisico.

Un modo per poter affrontare la tua giornata, senza rinunciare al tuo benessere, è dato dalla possibilità di migliorare la qualità del tuo sonno attraverso semplici accorgimenti. "Investire" sul proprio sonno è il modo giusto per ridurre la stanchezza e l'irritabilità; inoltre, **addormentarsi velocemente e dormire bene** determina anche il buon funzionamento del tuo sistema immunitario, rendendoti più forte verso infezioni varie.

Dormire poco causa l'innalzamento delle proteine infiammatorie nel tuo sangue, esponendoti maggiormente a problemi, come artrite e infarti.

In tal senso, sono numerosi gli studi scientifici e le ricerche che sono state effettuate sul sonno e sulla sua capacità di migliorare la tua vita.

Infatti è dimostrato come **dormire sufficientemente e bene** rafforza il tuo sistema nervoso centrale, determinando un notevole miglioramento della memoria (aspetto fondamentale per coloro che studiano oppure svolgono un'attività lavorativa di tipo intellettuale).

Durante il sonno, infatti, il cervello rielabora tutti gli stimoli che sono stati appresi durante il giorno e questo processo di conseguenza va a rafforzare la memoria a lungo termine. Ma non è tutto.

Nel corso della notte, quando ti trovi nella fase del sonno più profondo, avviene la stimolazione del c.d. ormone della crescita, il quale incide positivamente nel processo di eliminazione delle scorie tossiche.

Al di là di queste valutazioni importanti e che è utile sapere, la funzione principale di una bella dormita è rappresentata soprattutto dal rigenerare il proprio corpo e dare sollievo alla propria mente, scaricando le ansie accumulate durante il giorno.

Il sonno deve essere profondo e ristoratore.

Se dopo aver dormito ti senti più stanco e malandato rispetto a prima, allora c'è qualche problema.

Uno studio pubblicato da Sleep Medicine ha evidenziato che dormire bene permette di allungare la vita, migliorandone sensibilmente anche la qualità.

Di contro, risultano essere molto diffuse le problematiche relative al sonno e molto spesso sono dovute a cause temporanee e passeggere, per cui reversibili.

Diversamente, se alla base del tuo dormire male dovessero esserci delle patologie è necessario che tu ti affida ad uno specialista che meglio saprà risolvere i tuoi *disturbi del sonno*.

Da tener presente è che a volte, la mancanza di sonno o un'alterazione della qualità dello stesso può essere determinata anche dall'uso di alcuni farmaci, che possono provocare insonnia o, al contrario, eccessiva sonnolenza.

Sebbene l'insonnia sporadica e reversibile non celi particolari problematiche di carattere medico, la mancanza di sonno oppure avere un sonno disturbato e non ottimale può contribuire ad andare incontro a serie conseguenze.

In particolare, dormire poco va ad alterare significativamente il tuo metabolismo, rendendolo più lento e portandoti ad essere maggiormente a rischio di obesità e diabete. Anche l'ipertensione può trovare la propria origine in un sonno leggero e breve, in quanto esso determina la maggiore secrezione dell'ormone responsabile dei diversi problemi cardiovascolari, il *cortisolo*. In più, dato che la qualità del sonno va ad incidere in modo considerevole sugli stati d'animo e sull'umore, i disturbi dello stesso possono provocare problemi tipici degli stati ansiosi edepressivi.

Al riguardo, la **Columbia University di New York ha svolto delle ricerche** sui propri studenti circa appunto la correlazione tra la mancanza di sonno e l'incidenza della depressione.

I risultati hanno confermato questo nesso, evidenziando come i ragazzi che dormivano per meno di 5 ore a notte avevano un'esposizione maggiore del 70% agli stati depressivi. Questo deve indurti sicuramente a **riflettere**.

Da come puoi notare, dormire poco e male ti comporta

diverse e notevoli conseguenze fisiche, ma da tener conto sono anche le ugualmente importati conseguenze psichiche e mentali provocate da questo problema. Non a caso, coloro che faticano ad addormentarsi e che hanno una qualità del sonno piuttosto bassa, vanno incontro a <u>disturbi dell'umore</u>, ad una <u>memoria poco efficiente</u> e a <u>indebolite capacità intellettive</u>. Il lavoro e le numerose prestazioni a questo punto non possono che risentirne.

Come definiresti una vita di questo genere?

Di certo non come una vita sana ed equilibrata.

Per le **donne**, dormire rappresenta anche un ideale alleato per il loro <u>equilibrio ormonale</u>.
Le donne che dormono poco e male sono più soggette ad andare incontro a *sindromi premestruali dolorose*, a *mestruazioni irregolari*, *ipertiroidismo* e *ovulazione alterata*.

I benefici del sonno non finiscono certo qui, perché ne risulta essere avvantaggiata anche la tua forma fisica.

Hai mai sentito parlare di <u>fame nervosa</u>?

Ecco, non dormire abbastanza e avere un sonno poco rigenerante determina durante la giornata una maggiore sensazione di fame, portandoti inevitabilmente a superare i famosi 5 pasti al giorno consigliati, ideali per avere una corretta alimentazione.

Inoltre, durante il sonno avviene un processo di smaltimento degli acidi grassi e delle tossine, contribuendo ad accelerare il metabolismo e *mantenersi in forma in modo più semplice*.

Un altro aspetto del sonno da prendere in considerazione è la sua **durata**.

Ovviamente, ognuno di noi è un individuo a sé stante, con le proprie esigenze e le proprie abitudini, però si può definire a grandi linee quelle che sono le ore che orientativamente risultano essere ottimali per dormire bene.

Le *ore di sonno* necessario variano a seconda dell'età dell'individuo:

- i neonati hanno bisogno in genere di 15 – 16 ore di sonno;
- i bambini intorno ai 10 anni necessitano di 10 ore di sonno;
- per gli adulti, le ore ottimali di sonno sono pari a 7 – 8;
- per gli anziani invece bastano 6 – 7 ore di sonno.

Si sente dire spesso che **l'uomo passa circa un terzo della sua vita dormendo** e un terzo costituisce una parte certamente non breve dell'esistenza di ciascuno di noi, ragion per cui occorre che tu prenda qualche piccolo accorgimento per far sì che quel terzo della tua vita possa essere generatore di effetti positivi anche per la restante parte di essa.

In seguito, ti saranno proposti diversi consigli da seguire per addormentarti in poco tempo (senza dover procedere alla conta di pecore o altri animali) e per avere un sonno di buona qualità.

1. Esercizio fisico e movimento.

Noti sono gli effetti positivi dell'esercizio fisico e del mantenersi in movimento e non ne è esente nemmeno il tuo riposo.

Difatti, sussiste spesso la correlazione tra sedentarietà e *disturbi del sonno*.

Questo perché l'esercizio fisico ti permette di scaricare lo stress accumulato e, se ciò non avviene, le preoccupazioni e le tensioni ti seguiranno anche in camera da letto, impedendoti di prendere sonno in poco tempo.

Movimento indica anche dedicarsi pochi minuti al giorno da trascorrere all'aria aperta e ossigenare il cervello.

Tenersi in movimento se da un lato ti stanca e ti aiuta, dall'altro può però essere controproducente; è consigliabile evitare di andare in palestra nelle 3 ore prima di andare a dormire, in quanto l'alto livello di adrenalina dovuto agli esercizi fisici tutto fa tranne che conciliarti il sonno. Per cui, attenzione!

2. Stress e sostanze stimolanti.

Una vita frenetica inevitabilmente ti causa stress e preoccupazioni; uno stato di agitazione non può far altro che peggiorare il tuo riposo.

Impara a gestire in modo corretto gli imprevisti e le tensioni quotidiane, dai a te stesso la possibilità di affrontare le situazioni negative in modo equilibrato e non esagerato, evitando di andare a dormire con la mente piena di dubbi e ragionamenti vari.

Un altro accorgimento importante riguarda l'uso di caffè, tè e sostanze alcoliche, in quanto anche questi elementi sono capaci di stimolare eccessivamente il cervello, andando a discapito del tuo riposo.

Bere fino a 3 caffè al giorno non desta particolari preoccupazioni, ma eccedere con l'assunzione oppure berlo di sera, in prossimità di andare a dormire, fa sì che tu ti addormenta con maggiore difficoltà.

3. Evitare i riposini pomeridiani.

Se durante il giorno ti concedi una profonda dormita, non devi stupirti se poi la sera ritardi a prendere sonno oppure hai un sonno molto leggero.

Il momento della giornata predisposto al sonno è la notte.

Al massimo, dopo pranzo puoi far riposare gli occhi e rilassarti, ma per non più di 20 minuti, altrimenti può capitare che si ceda al sonno profondo.

4. Dieta sana ed equilibrata.

Anche la digestione può influire negativamente o positivamente sulla qualità del tuo sonno; occorre infatti evitare pasti abbondanti, ma non solo...

Gli alimenti ricchi di zuccheri e pietanze troppo elaborate causano una maggiore sonnolenza, ma la qualità del sonno è molto più bassa, dati i tempi più lunghi che impiega lo stomaco a digerire il tutto.

Particolare attenzione soprattutto sulla cena: ti consiglio l'assunzione di pasti leggeri ed evita di andare a dormire subito dopo aver mangiato.

Meglio se, dopo cenato, tu faccia una bella passeggiata rilassante in giardino.

5. Bagno caldo.

Un altro modo per conciliare il sonno è quello di dedicarti al relax e fare un bagno caldo.

Infatti, è dimostrato che l'innalzamento e l'abbassamento della temperatura corporea favorisca il riposo.

Ciò detto vale solo per il bagno e non anche per la doccia, che può provocare l'effetto inverso.

6. Liberare la mente.

Un modo per rilassarsi e allontanare le tensioni è scegliere le soluzioni più adatte per liberare la tua mente dai diversi pensieri.

Magari puoi scrivere un diario, tecnica questa che aiuta ad allontanare diversi malesseri e ansie, determinando un rafforzamento della fiducia in se stessi e un miglioramento della propria autostima.

Ancora, per evitare di pensare troppo agli impegni che dovrai affrontare il giorno successivo, ti consiglio di appuntare su un'agenda o su un taccuino i vari appuntamenti e fissarti delle coordinate da seguire.

Affidare ad un foglio scritto la programmazione della tua giornata ti aiuterà a dirigere la tua attenzione verso altre attività meno impegnative.

7. La camera da letto.

Molte persone, specialmente gli studenti fuori sede, utilizzano la propria camera da letto come una vera e propria abitazione, nel senso che in essa avvengono gran parte delle attività svolte durante il giorno.

Studiare o lavorare nello stesso luogo adibito al riposo può comportare delle difficoltà nel prendere sonno, in quanto il cervello associa questo luogo non solo al dover dormire, ma anche a quel determinato esame da preparare o a quel lavoro da svolgere.

In ragione di ciò, prova a giocare su questo condizionamento psicologico: evitando di fare altro, il cervello assocerà la camera da letto solo e soltanto come un luogo per riposare.

La camera da letto dovrà essere usata solo per dormire e per la tua intimità con il partner.

Il resto verrà da sé.

8. Ricreare l'ambiente giusto per dormire.

Dormire bene vuol dire dormire in un ambiente che favorisca ciò e non lo disturbi.

L'ambiente giusto per dormire deve essere <u>fresco e asciutto</u>: la temperatura deve aggirarsi intorno ai 20 gradi, sia in inverno che in estate, e in caso di umidità, qualora si possegga un condizionatore, impostalo nella funzione di deumidificatore.

Inoltre, l'ambiente giusto è <u>buio</u>: nel momento in cui vai a dormire evita qualsiasi fonte di luce.

La luce, soprattutto quella blu, stimola eccessivamente il nervo ottico e non fa bene alle attività di rilassamento.

Guardare la TV nel letto non solo ti espone ad una fonte luminosa, ma ti impedisce anche di dare sollievo alla mente perché, si sa, il cervello nel corso della notte elabora i dati e le cose che sono state percepite subito prima di addormentarsi.

Stesso discorso vale per computer, smartphone, tablet, console e altri dispositivi elettronici.

L'ambiente giusto poi è anche silenzioso: evita qualsiasi fonte di rumore che non farà altro che distrarti e tenerti sveglio.

Al massimo, puoi ascoltare della musica leggera e rilassante o comunque dei suoni che conciliano il sonno, ma in ogni caso il silenzio sarebbe preferibile.

9. Materasso e cuscini.

Se il mattino ti svegli stanco e dolorante, può essere che la causa del dormire male sia proprio il tuo materasso o il tuo cuscino.

Scegli un buon materasso, che sia abbastanza duro da dare sostegno alla schiena, ma non scomodo.

Il cuscino non deve essere né troppo alto e né troppo basso e in caso di problemi alla schiena, evita i cuscini alti e troppo morbidi.

10. Sveglia alla stessa ora.

Avere orari sballati e diversi contribuisce a provocare i disturbi del sonno o comunque non facilita il tuo addormentarti; è necessario che tu dia maggiore regolarità e stabilità alla tua vita iniziando dall'impostare la sveglia sempre allo stesso orario, anche nei fine settimana.

Il tuo organismo ne beneficerà sicuramente.

La spiegazione di questo sta nel fatto che ogni individuo ha un proprio orologio biologico con un ciclo di 24 ore; in questo ciclo è predisposto un lasso di tempo preciso ed ottimale da dedicare al sonno.

Svegliarsi ogni giorno o comunque frequentemente ad orari diversi non si fa altro che scombussolare tale equilibrio.

Infatti non deve sorprenderti che dopo il weekend, in cui ci si concede un po' più di relax, il lunedì mattina tu ti senta più stanco e con poca voglia di iniziare la giornata.

11. Comodità.

Non è banale dire che l'abbigliamento per andare a dormire deve essere comodo e traspirante.

A volte capita che anche durante il giorno si stia in casa con il pigiama oppure, nella situazione inversa, si vada a dormire con la tuta o con gli abiti che si usano per fare altro.

Non c'è niente di più sbagliato.

Il pigiama o una determinata tuta devono essere utilizzati

solo per andare a dormire, in quanto, indossare il pigiama anche durante il giorno, fa sì che esso venga esposto a batteri e polveri varie e nel momento di andare a letto questi elementi saranno con noi per tutta la notte, con il rischio anche di sviluppare allergie di ogni genere.

Frequente è quella alla polvere appunto.

Per quanto attiene le coperte, è necessario che esse siano calde, ma leggere allo stesso tempo per evitare sudorazioni eccessive e renderti più fastidioso stare a letto.

12. Tisane.

Se in precedenza ti ho consigliato di limitare alcune sostanze, ora ti dico di stimolare il sonno con l'assunzione di altre sostanze che provocano un effetto rilassante e depurativo.

I rimedi della nonna si rivelano sempre molto efficaci e ci vengono in aiuto anche per le difficoltà legate al sonno.

Prima di andare a dormire, puoi preparare una buona tisana.

Diverse sono le piante che favoriscono il sonno, quali ad esempio la classica *camomilla*, la *melissa* e la *valeriana*.

Puoi addolcire la tisana con del miele o dello zucchero, meglio ancora se di canna, e assumerla tiepida e a piccoli sorsi.

Altre piante utili in questo senso sono il *biancospino*, utilizzato anche per dare sollievo agli stati ansiosi, e la *passiflora*, la quale permette di superare stati di nervosismo, stress e irritabilità.

13. Rilassare la mandibola.

Può sembrare una cosa sciocca ma, per contrastare la forza di gravità e tenere la bocca chiusa, anche senza accorgertene mantieni la mandibola costantemente in tensione.

Prova a rilassare questa parte e a stare con la bocca leggermente aperta, sia durante il giorno per pochi minuti che la sera quando stai a letto.

Questo ti aiuterà anche ad alleviare il mal di testa.

14. Dormire solo se si ha sonno.

Indipendentemente dalle ore ideali di sonno per ciascuno di noi, evita di andare a dormire solo perché devi farlo, ma vai a sdraiarti a letto solo nel momento in cui ti senti veramente stanco e inizi ad avere sonno.

Appena sarai avvolto dalle calde coperte e avrai assunto la posizione giusta, non passerà molto tempo prima di cadere nelle braccia di Morfeo.

Attenzione però: la sveglia non deve essere modificata dal momento in cui vai a dormire; svegliati comunque e sempre allo stesso orario.

15. Posizione.

Non è solo la cattiva qualità del materasso a disturbarti il sonno, ma anche la posizione che assumi su di esso ti crea le stesse difficoltà.

A letto, ricorda di assumere una posizione corretta e che dia il giusto sostegno alla schiena, mantenendola dritta; usare cuscini troppo alti o bassi fa sì che il collo sia in una posizione scomoda e questo potrà provocarti anche problemi di cervicale e mal di testa quando ti svegli.

Inoltre, evita di dormire a pancia in giù, in quanto anche in questa posizione il collo sarebbe sottoposto a ulteriori sforzi.

L'ideale sarebbe dormire in posizione supina o di lato; in quest'ultimo caso, metti un cuscino tra le ginocchia in modo da assumere una postura più naturale.

16. Non agitarti se non dormi.

Può capitare che quando vai a letto il sonno non sopraggiunga immediatamente.

In questo caso segui la regola dei 15 minuti; è inutile agitarti se non riesci a prendere subito sonno, perché in questo modo vai ad aumentare lo stress e il nervosismo producendo un effetto contrario.

Piuttosto, cerca di stare tranquillo e calmo per circa 10 – 15 minuti, se dopo questo tempo ancora sei sveglio, fai altro.

Mantenendo la luce soffusa e non troppo diretta puoi alzarti e andare in cucina a bere un bicchiere d'acqua, puoi leggere una rivista o un libro, puoi scrivere quelli che sono i tuoi pensieri in quel momento e altro ancora.

L'importante è fare qualcosa di noioso e tranquillo; vedrai che dopo esserti stancato e annoiato abbastanza avrai solo voglia di fare una bella dormita.

17. No alle discussioni prima di andare a dormire.

Per stare bene in realtà non si dovrebbe mai avere litigi, specialmente con le persone che amiamo; occorre maggiormente evitare di affrontare discussioni intense in prossimità di andare a dormire, in quanto questo provoca in te uno stato di notevole agitazione, di stress emotivo e ti mantiene più vigile del normale.

Per cui, discutere nelle 2 ore prima di dormire tarderà la sopraggiunta del sonno e anche se riesci ad addormentarti non avrai mai un sonno ristoratore, bensì ti sveglierai pensando ancora alla discussione della sera prima e con maggiore confusione e stanchezza.

Mi verrebbe da dire, fate l'amore e non fate la guerra (prima di dormire)!

18. Assumi melatonina.

La *melatonina* è una sostanza prodotta da una ghiandola che si trova alla base del cervello, precisamente la ghiandola pineale; assumerla con regolarità aiuta a rilassarti facilmente e induce la sonnolenza.

Ragion per cui, assumi gli alimenti che la contengono verso la sera e, meglio ancora, se prima di andare a dormire.

La *melatonina* si trova nelle ciliegie, nel riso, nei pomodori, nell'avena, nell'orzo e ancora nelle arance.

19. Fai esercitare la tua respirazione e le dita dei piedi.

Per stimolare l'attività di rilassamento, prima di dormire concediti un momento per esercitarti con le dita dei tuoi piedi.

Infatti, quando li arricci oppure quando li contrai verso l'alto e poi verso il basso, non fai altro che rilassare i tuoi nervi e dare sollievo anche alle caviglie.

Fai questo esercizio ogni sera per 10 volte.

Anche gli esercizi di respirazione contribuiscono a mantenerti calmo e ad abbandonarti al sonno; non a caso si consigliano esercizi come la respirazione addominale e la respirazione controllata, utili per ossigenare il cervello e allontanare le ansie che ti affliggono.

20. La luce del sole.

Al mattino, dopo esserti alzato dal letto, ti consiglio di dirigerti verso la finestra e stare qualche minuto alla luce del sole.

Questo permette alla tua mente e al tuo organismo di comprendere che è giunto il momento di svegliarti e di utilizzare le energie recuperate con il sonno.

Il corpo umano è una macchina perfetta e infatti, in modo automatico direi, ti farà avere di nuovo sonno dopo circa 14 o 16 ore.

In conclusione, da quello che puoi notare, sono numerosi e diversi i rimedi e i consigli che puoi seguire per assicurarti un riposo veloce ed ottimale.

Il sonno fa bene a tutti gli individui sia dal punto di vista fisico che mentale e un buon equilibrio tra sonno e veglia non può far altro che apportare dei notevoli benefici alla qualità della tua vita.

La mancanza di un adeguato riposo enfatizza ed ingigantisce quelli che sono i problemi reali della vita, impedendoti di affrontarli con occhio obiettivo e razionale.

Capita troppo frequentemente di arrabbiarci per nulla oppure imbatterci in persone poco cortesi e stressatissime; gli impegni della vita esistono e sono innegabili, il ritmo che questa società ci impone è eccessivo e rivolto a creare dei piccoli soldatini che devono eseguire velocemente ed efficientemente i diversi compiti.

In questo scenario, soventemente ci dimentichiamo che siamo degli esseri umani e come tali abbiamo dei limiti e delle esigenze di cui tener conto, dimenticandoci soprattutto dell'importanza della nostra salute.

Il tuo benessere trova origine inevitabilmente da un corretto stile di vita e in esso non può mancare l'aspetto del riposo.

Essere riposati vuol dire essere in energia ed essere carichi vuol dire avere <u>maggiore produttività</u> a lavoro e a scuola; se basta così poco, allora perché non dormire?

Data l'importanza del dormire bene, al riguardo occorre sottolineare che la *World Association Sleep Medicine* ha istituito la <u>Giornata Mondiale del Sonno</u> che si tiene ogni 15 marzo.

La ragione per la quale è stata organizzata tale ricorrenza sta nel nobile intento di ingenerare nelle persone la consapevolezza di dormire sufficientemente per poter stare bene, evitando di sacrificare il sonno per svolgere altre attività poco importanti e ulteriormente negative per la nostra salute.

Addormentarsi in poco tempo e avere un buon sonno è la chiave per poter godere di tanta energia ogni giorno e apparire agli occhi degli altri più belli e rilassati, con tutti gli aspetti positivi che questo ti comporta.

Lo **scrittore e critico letterario Pietro Citati** parlava così del sonno:

Malgrado tante scoperte della psicologia, non apprezziamo abbastanza il sonno: lo giudichiamo soltanto come un'indispensabile condizione di passaggio, dalla quale dobbiamo risvegliarci. Non comprendiamo quei mari di freschezza, quelle discese nella vita vegetale, quella passeggiata rassicurante nell'oscuro che ci avvolge e ci protegge; né il riemergere, con gli occhi e la pelle distesi. Solo Shakespeare, Goethe, Proust e il gatto hanno capito cosa sia il sonno. Il gatto sa trarne una ricchezza di piaceri e di forze che noi ignoriamo e raccomando agli insonni di osservarlo con attenzione.

CONCLUSIONI

Ora hai a disposizione tutto ciò che ti serve per un sonno sereno.

Ma prima di terminare questo ebook, ho bisogno di dirti ancora una cosa: non lasciare che quelle che hai letto siano solo parole, trasformale in **azioni**!

Il mio compito non è tanto quello di informarti, quanto quello di spingerti ad agire, a migliorare la tua vita, a farti crescere un passo per volta fino a raggiungere un livello che ti soddisfi pienamente.

Dormire non è un diritto, è un dovere.

Meriti di dormire.

Meriti di dormire bene e di svegliarti riposato.

Rileggi le 20 abitudini che hai appena appreso e ricopiale su carta (o annotale sulla app Evernote).

A partire da oggi ne applicherai una al giorno per 20 giorni ed entro un mese sono certo che il tuo sonno sarà profondo e riposante.

<u>Ricorda</u>: *ogni volta che dormirai bene, avrai iniziato la giornata col piede giusto!* :-)

ME LO FAI UN FAVORE? ^__^

Questo EBOOK ti è piaciuto?

Lasciami una recensione:
https://www.amazon.it/review/create-review#

<u>Vuoi leggere altri libri come questo GRATIS?</u>

Iscriviti alla mia newsletter: bit.ly/miglioralatuavita

Saprai per primo se ci sono **promozioni** (spesso gratuite!) dei miei libri bestseller e nuove uscite!

Grazie e...a rileggermi! :-)